Perfume das Estrelas

Geovana Maria Gabiatti

Editora inVerso

Editora InVerso

R. Clóvis Bevilaqua, 352 Cabral
CEP 80035-080 Curitiba-PR
(41) 3254-1616 e (41) 3538-8001
editorainverso@editorainverso.com.br
www.editorainverso.com.br
Facebook.com/editorainverso
Instagram @editorainverso

COORDENAÇÃO EDITORIAL
Cristina Jones
Editora InVerso

CAPA, PROJETO GRÁFICO E ARTE-FINAL
Adriane Baldini

REVISÃO
Franco Rovedo

Dados Internacionais de Catalogação na Publicação
Mona Youssef Hammoud – CRB/9.ª 1393

G113p

GABIATTI, Geovana Maria. **Perfume das estrelas.**
Curitiba : InVerso, 2019
170 p. 13 x 19 cm

ISBN: 978-85-5540-165-7

1. Poesia. 2. Essência feminina. 3. Feminilidade.
I. Título

CDD. 823.89

Poesia feminilidade: 823.89

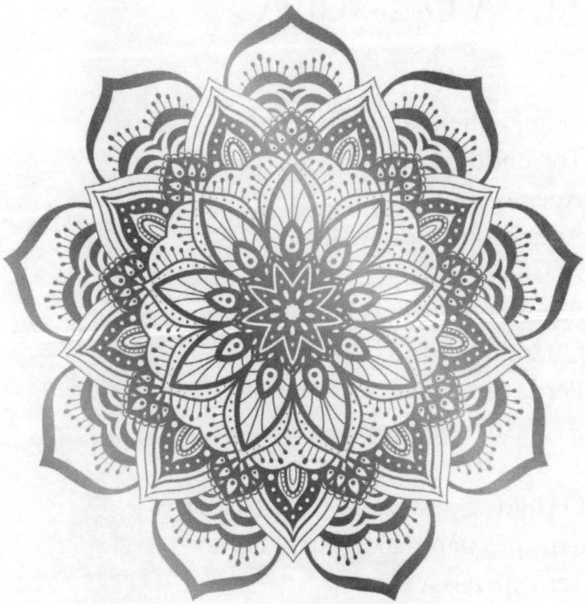

Este livro é dedicado de forma amorosa a todos que estão colaborando para que as poesias cheguem até o leitor.

É dedicado aos olhares sensíveis e a força do coração que se sobrepõe a força da mente.

É dedicado aos meus Mestres, meus pais e minha família e, em especial, a força dessas mulheres: Luciana Córdova, Elaine Regina Bernardi, Fatima Zanetti, Sandra Lucia Zanella e Cristina Jones.

ALMA DESNUDA

O fogo queima minhas vestes
Trazendo à tona
Apenas a luz
Aquela que me reveste

Fagulhas de almas perdidas
Quando perde as vestes
Perde também
As ilusões que não são celestes

O chão se desfaz em mil pedaços
Seus pés não mais a sustentarão
Terá apenas a asas
Essas que te elevarão

Desnuda-te do que não te serve
E faz da tua nudez
Apenas alma que serve
Aos mais elevados propósitos de luz e amor

É preciso coragem para desnudar a alma!

A ENTREGA

Caminhei pela vida
Com certezas adquiridas
Quando cai
Minhas lágrimas entorpeceram minha visão

Só então
Sem poder enxergar
Eu pude me entregar
Com amor ao seu coração

A dor estampada em meu peito
Desfez o leito das certezas
E nos mistérios do universo
Eu te abracei sem jeito

Pude te dar a mão
Para só então
Sem certeza alguma
Seguir meu próprio coração

Para que a vida nesse mundo
Não seja em vão!

ALÉM DOS PORTAIS

Quando fui carregada
Para além dos portais da morte
Eu tive sorte
Porque lá te encontrei

Tu que nunca destes
Apenas um passo
Para longe do meu Leste
Lá estava a me esperar

Quando terminei todos os testes
Além do meu próprio céu
Estava o teu céu
Aquele que é celeste

Cruzei a linha da morte
Aquela morte em vida
E pude sua mão encontrar
E nunca mais soltar

A luz está dentro da luz!

AS QUEDAS

A cada passo que eu dava
Uma queda
A cada queda, uma dor
E de dor em dor, encontrei seu amor

A cada porta que eu abria
Uma janela se fechava
Deixando meu mundo sem cor
Assim eu pude andar além da cor

Indo além da cor
Eu pude enxergar
As linhas do arco-íris
Que flutuam além da íris

Os castelos além das cores
São cheios de amores
Enfeitados com flores
Místicas de cetim

Têm pérolas que se dissolvem em jasmim!

AS FOLHAS CAEM

Quando uma folha se solta
Flutua pelo cosmos
Desliza até o chão
A conexão se faz

Ela se desprende do aconchego da árvore
E flutua ao sabor do vento
Até que chegue
Onde será seu destino, verdadeiro acalento

Ficar preso à segurança
Limita nossas heranças
E estanca o fluxo
Da harmonia divina

Todas as folhas caem
Para que a vida se refaça na terra
E os destinos se cumpram
Além do aconchego da materialidade

Ali está nossa cidade!

A VERDADE BATE À PORTA

A verdade está chegando
Ela visita todos os lares
Bate à porta
É o chamado para novos ares

Ó, por que tu não a deixas entrar?
Haverá mais dor
Se continuar além
Do meu amor

A conduza à tua sala
Enfeite com flores
A luz dos amores
Que está para chegar

Esteja com tudo pronto
Para ir ao encontro
Que a tua vida
Irá mudar

Traz para teu lar a cor do mar!

SOM DO ACORDE

Quando escutei o som do acorde
Pensei que era um lorde
A tocar os acordes
Do meu próprio coração

Pensei:
Como posso eu tão simples
Ouvir uma canção tão linda
Vinda do centro da via láctea

Chorei de emoção
Por entender que a canção
Estava sendo
Tocada com suas próprias mãos

Pareciam faíscas
De penas de faisão
A tocar as letras
Em forma de orações

Orações de amor!

OS FINOS ACORDES

Afinastes-me dia a dia
Em trabalho intensivo
Para que eu pudesse
Estar contigo

Não poderia somente carregar a harpa
Tu precisavas tocar
Ansiava escutar
O som que dela saia

Tu que a criaste
E tu a amaste
No mesmo instante que pode vê-la
Sabia que para tocá-la
Precisaria moldá-la

Além dos acordes
Estão seus dedos
Deslizando pelas notas
Da melodia que tu preparaste

Para o canto universal!

PERFUME DE JASMIM

Segurei meu vestido, estava rasgado
Abaixei-me peguei um pouco de água
Olhei-me refletida na água
O lago estava sujo

Pedi a Deus porque não conseguia
Enxergar minha própria face
Ele me disse:
É preciso que das ilusões se desfaça

Procure o jardim
Aquele que tem flores de jasmim
O perfume te trará
Para perto de mim

Não temas os dias de dores
Nem aqueles que não têm amores
Tira teu longo vestido
Ele tira tua beleza e também tuas cores

Desfaz-se de qualquer certeza!

MULHER DE BRANCO

O dia clareava
Sentei-me a beira da estrada
Olhava a mulher
Que descia de branco

Seu longo vestido
Parecia flutuar
Seus pés não tocavam o chão
Pensava que pudesse ter um vestido assim

Chorei porque não tinha dons
Nem vestidos tão lindos
Ela olhou, pegou em minha mão e disse:
Filha tira os seus pés do chão

Alma sempre tem dons
É preciso apenas
Que jogue fora
O desejo de ter um lindo vestido

Vem comigo
Somos almas em rotação
Façamos do giro ascensão!

A VIAGEM

Peguei minha mala
Abri para arrumar para viagem
Colocaria minhas coisas
Mas quando vi, estava cheia de pedras

Desesperei-me, porque não caberia nada
Estava quase cheia
Comecei a chorar, era muito pesada

Fui tirando, uma a uma
Machucavam minhas mãos
Eram pesadas,
Anoitecia, precisava partir

Não coloquei minhas coisas
Pois restavam muitas pedras
Fui mesmo assim
Perdi-me na escuridão

Quando eu não pude mais
Eu te pedi
Pai eu só quero te encontrar
Mas como não posso, vem tu me alcançar

Larguei a mala
Coloquei as mãos no rosto
Chorei sem poder te abraçar

Quando cessei meu pranto
Ouvi seu canto a me dizer:

Querida,
Quando colocastes as mãos na face
Para estancar suas lágrimas
Soltastes a mala

Então eu de ti
Aproximei-me
Pedi para o céu
Se preparar

Porque tu virás comigo
Já sabes soltar os pesos
Só posso te carregar

Se tuas mãos as minhas
Podem pegar!

O QUARTO ESCURO

A menina corria feliz
Brincando atrás de pirilampos
Em uma noite escura
Aprisionaram um pirilampo num quarto
escuro

A menina que adora brincar
O pirilampo foi soltar
E neste dia
Ambos foram aprisionados e machucados

Choraram juntos e morreram nos dias
sem vida
Já não sabiam quem era um e quem era outro
Quando foram soltar
Havia apenas flor em forma de ar

Os dois renasceram
Em forma de luz
Além das formas do quarto escuro
Brilham dia e noite nas mansões do cosmos

Apenas quem dança consegue enxergar!

SEGUINDO VIAGEM

Quando tu sorri
Eu penso como pode ser tão lindo?
E como posso eu
Acalentar algo tão glorioso

Já estamos juntos
O vento toca meus cabelos
Eu sinto tua vibração
A relva está pulsante

Tudo vibra em energia contagiante
A vida pulsa
O coqueiro está segurando a boneca de milho
Os cabelos são longos

Já não preciso mais dela
Posso seguir viagem
Com meu amado
Sem destino ao seu lado

Sinto o amor seguindo viagem
A minha mala está vazia!

A DOR DO FOGO

Quando me vi sendo queimada
Nas duras provações
Eu já não podia fazer nada
O próprio fogo era a lição

Eu podia ficar presa
Sem vida, entregue a cruz
Mas podia voltar de novo
E escrever sobre sua senda bendita

Tu me preparaste
Incansável dia após dia
Para que eu tivesse
Força, apenas para segurar a pena

Tu mesmo queria escrever
Aos teus filhos amados
E dizer que tu te mantiveste calado
Porque ainda não podiam ouvir

Teu sorriso é o fogo que
Queima agora em meu coração!

O BANCO DE MADEIRA

Sentei ao lado do meu mestre
Num banco de madeira
Olhamos as flores
Pediu-me: Querida por que demorou?

Respondi: Tinha medo de falar

Olhou-me com sorriso incansável
Disse:
Tu estás ao meu lado

Se não puder falar
Apenas cesse seu pensar
Que os meus pensamentos
Serão os teus

E assim tu serás ouvida
Pelas canções de amor!

HORA DA PARTIDA

Era hora de partir
O céu já havia colocado a lua no bolso
Amanhecia
E o meu coração se coloria

Com as cores do arco-íris
Pintei seu rosto
Para que tu permanecesses
No posto que te pertencia

No posto de querubim
Enfeitado de jasmim
Trazendo para terra
Os coloridos sem fim

Nos coloridos que tu trouxeste
Encontrei minha cor preferida
Seria aquela
Que transforma dor em vida

E vida em amor!

DESEJOS

Enquanto tu tiveres desejos
Nem que seja apenas um único
E mesmo que esse desejo seja em nome
Do amor mais profundo de sua alma

Tu estás com amarras

Apenas um único
E tu não podes voar
Tu só podes partir
Se nenhuma ilusão restar!

AMOR

Aqueles que temem andar
conosco na escuridão
São aqueles que temerão andar
conosco no amor
O mesmo medo que teme a escuridão é o
mesmo que teme o amor.

Porque a luz só brilha na escuridão!

KIRTAN

Quando meus pés tocam o chão
Minha alma toca o coração
Sou apenas uma alma
Girando em muitas direções

Meu mestre puxa a canção
Na melodia que traz emoção
Verdade é que eu me entrego
Ao que alimenta meu coração

O que eu posso levar desta vida
Se eu não puder entregar-me
Para a senda
Daqueles que não tem vida

Pés ao chão
Abrem minha visão
Para que eu enxergue
Além dos meus próprios olhos

Peço ao meu querido mestre
Vem vamos dançar
A dança que abre os corações!

PARTIDA

Está chegando a hora de partir
Ó, querido, tu vais desistir?
Vem meu amor
Vamos encher a vida com cor

Tu vais
Mas quer voltar ao cais
Que é meu coração
Onde tu não sais jamais

O teu corpo voa
Mas o destino destoa
Quer te trazer
Para onde a vida entoa

Entoa a canção das almas
Almas que se uniram
Em muitas eras
Já não aguento a espera

Eras de amor
A se transformar em flor!

SOLDADOS EM MARCHA

As gotas se juntaram
Se transformando em versos alados
Levando a luz
Para todos os lados

Os pingos deslizam
Pelas faces
Tirando os disfarces
Dos soldados em marcha

Todos estavam apostos
Para assumir os postos
Daquela tarefa
Que lhes cabiam

Do coração tiraram
A espada de luz
Para que lutassem
Pelo amor das almas na cruz

Na cruz das provações!

DESERTO

Sopra o vento no deserto
O destino é incerto
Cada passo vence o cansaço
Se tu desistir, tu vais cair

Um passo de cada vez
Transforma aridez
Em força estrondosa
Que catalisa todas as rosas

Além da exaustão do deserto
Está teu futuro certo
Não se perca na falta de luz
Elas fazem parte dos seus passos

Quando não puderes mais
Um único passo
Saberá que há um compasso
Que pulsa em seu coração
E te conduz para o caminho certo

Caminha além das suas forças!

LUZ DA CENTELHA

No deserto da alma
É preciso ter calma
O frio consome a alma
E o calor o corpo

Você caminha sozinho
O vento por companhia
Faz do seu sopro
A sua alegria

Não há mais pensamentos
Apenas a mente flutua
Buscando na areia
A luz da centelha

Se vê refletida no cosmos
Por que se desfragmenta
Em pequenos pedaços girou
Ascensão é desconstrução!

HORIZONTE

Sigo olhando o horizonte
Não há pontes
Apenas um deserto sem fim
Chamando-me para caminhar

Queria parar
Mas se eu parar
Meu corpo irá
Se desintegrar

Desfalecida dentro de mim
Carrego apenas a força do cosmos
A me guiar
Sem lugar para estar

Sinto frio e calor
Mas também sinto amor
As estrelas não me deixam
Ficar sem cor

Sou apenas menina do amor!

MANDALA

A mandala está pronta
O portal aberto
Caindo no momento certo
Toda a luz necessária ao universo

Cada pétala se abrindo
Sim tu estás vindo
Através dos corações
Trazendo a luz necessária ao universo

De todas as formas e cores
Vai se juntando uma a uma
O círculo se fechando
Para que no centro
Teu amor vá se formando

As pétalas se abrindo
E o coração transbordando de amor!

O GIRO DAS ENGRENAGENS

O canto gira as engrenagens
E juntos movimentam
A grande roda
Aquela na qual, tu vais subir

Não tenhas pressa
Mas arremessa
Toda tua força
Para que o giro aconteça

Fornece teu calor
Para que floresça teu amor
Através de mim
Bons tempos estão por vir

Ajuda no giro
Faça o que tu possas
E mesmo que não possas
Ainda assim tu podes

Ajuda no giro, a roda se move!

O MAIS AMADO

Perguntei-me: Aonde poderia te encontrar?
Nas montanhas do Himalaia?
Revestido de ouro nos templos
Ou guardado em livros de outros tempos?

Aonde eu poderia te encontrar?
Guardado as sete chaves
Coberto de tesouros
No fundo do mar?

Aonde mais eu poderia te encontrar
Longe da espada?
Talvez, perto da escada
Que me leva aos meus céus?

Ó, procura inútil
Tu estas tão perto
Leve em céu aberto
No lugar em que a amor vibra

Tu estás nas mãos que se unem
Para acolher os que se desunem
Tu estás nas vozes que cantam
E nos sorrisos que encantam

Tu estás nas montanhas de força
Que está nas mãos
Em oração
Aos que precisam

Tu estás nas luzes que se acendem
Nos corações que se prendem
Nas espadas em forma de cruz
Que levam a tua luz

Tu estás no peito aberto
Daqueles que tem destino certo
Que é transformar
Céu em mar

Tu estás nos pés descalços
Daqueles que fazem os passos
E transformam os caminhos
De quem quer se encontrar

Ó, não, não
Tu não estás guardado a sete chaves
No fundo do mar
Tu és o próprio mar
Em forma de ar

Para que nossos corações possam
Amar
Tu és a vida
Que quer ser sentida
Na simplicidade do teu próprio lar!

Tu és o mais amado!

A PIPA VOOU

O menino soltou a pipa
Ele vem buscar
Aquela
Que já sabe amar

Com a linha dourada
Meu vestido vou bordar
Para esperar
Aquele que é o mar

Junto eles andam
Com suas vozes caladas
Com suas mãos conectadas
Vão ajudar

Todos aqueles
Que ainda não sabem amar!

A ESCOLHIDA

Fulgura no centro
A luz
Diga a ela
Que ela veio para ajudar
Aquela que é lua em forma de mar!

FLOR DE ALECRIM

Na rua de capim
Havia um pedaço de mim
Flor de alecrim
Que o vento trouxe para mim

Jardim de estrelas
Lua contida em um jasmim
Refletindo perto de mim
O amor do universo com cheiro de alecrim

Saudades eu tenho
Do jardim de estrelas
Não era sozinha
Era uma centelha

Flor coberta de amor
Não tinha frio
Era um lindo rio
No mar do universo

Hoje apenas faço versos
Para que eu possa
Lembrar da minha casa
Enfeitada de alecrim!

CONCHA NO MAR

Havia no fundo do mar
Uma concha encantada
Continha seu nome
Em letras douradas

Traços perfeito
Talvez sem jeito
Da concha ao peito
Fui te encontrar

Luz, com efeito,
Tentei te apagar
Mas quando o amor chega ao peito
Há que se aceitar

Amor sem jeito
Feito de conchas do mar
Pedra preciosa
Minha vida fez mudar

Mudar o mar para o centro do peito!

RENASCIMENTO

Quando eu renasci
Eu te vi
O amor que senti
Não pude omitir

Estrela encantada
No meu peito fez morada
Ramo de flor
Sendo gerada

No centro do peito
Guardei-te
Enfeitado de flor
Um grande amor encontrei

Até hoje
Para onde for
És meu amor
Guardado em meu peito

Com jeito de flor!

ANJO DA GUARDA

Na luz das estrelas
Encontrei a herdeira
Dos laços ancestrais
Amores que não tenho mais

Fui te encontrar
Vestida de flor
Não pude não chorar
Porque te senti com amor

Vó amada
Anjo encantado
No meu ventre vai ser amada
Para que possamos nos encontrar

Seus olhos são os meus
Mares azuis encantado
Nos céus de nossas almas
Nossos rostos retratados

Amor de vida eterna
Terna espera tenho aguentado
Juntas vão estar
Nós três, lado a lado

Presentes do universo, sonhos velados!

ORVALHO DE AMOR

Orvalho que refresca as folhas
Que suaviza as flores
Refresca a alma
Daqueles que lutam

Orvalho que acalenta a terra com seu frescor
Para que da terra brote a vida
Acalenta agora o coração
Daqueles que choram, para que brote amor

Orvalho tingido de gotas de luz
Fazem do leito do peito
Córrego para o rio de paz
Que corre em direção ao mar de luz do
universo

Orvalho de amor divino
Que tange a alma de cores
Faz dos trilhos de nossa jornada, a morada
Repleta de luz e amor
Para que possamos acalentar nossas dores

Que as nossas dores possam ser transformadas
Em gotas de luz de amor
E devolvidas ao universo em forma de orvalho
Que suaviza quem precisa!

DOÇURA É O TEU NOME

Existe apenas o ar
Não existe o mar
Ela é feita de memórias
Não há só glórias

São simplórias
E resgatam as peças de uma alma em evolução
São de luz intangível

Retratos de vidas após vidas
Guardados nas memórias do coração
Nunca serão em vão

Pois das mãos que conduzem
Há luz no coração
Então nada é em vão!

MEMÓRIAS DO CORAÇÃO

Cessei minha fala
Também minha mente e meu coração
Pássaro calado é pássaro guardado
Nas memórias do coração

Escondi a lua
No mar não há mais rua
Há silêncio em toda parte
Nem o vento a soprar

Quando tudo passar
E quando do sonho eu voltar
Não sei aonde vai estar
Escondido entre as flores
Talvez eu vá lhe encontrar

Por hora
Rendo-me a poesia
Para que teu próprio ar
Traga-te na maresia

Em silêncio!

O AMOR

O amor é como flor
Só se pode enxergar sua beleza
Com a beleza do coração

Ponte de estrelas
Aproxima
Céu terra e flor

Leve como as asas de um pássaro
O universo
Está a permear

Não é possível tê-lo sem antes sê-lo

Pingo de chuva
Gota de orvalho
Tudo se transforma em mar

Mar de amor!

TEMPO PARA SE TRANSFORMAR

Há que se ter tempo para o momento
Não o momento que reforma
Mas o momento que transforma
Não somente corpos, mas almas

Há que se ter tempo para o momento
Não o momento que ilude
Mas o momento que desnude
Almas brilhantes, cobertas de poeira

Há que se ter tempo para o momento
Não o momento sem movimento
Mas aquele que transforma o movimento em
momento
Para que nossa existência, não se transforme

Em uma vida sem momentos!

VISÕES DA ALMA

As versões mais bonitas
Apensas tu podes ver
E poderás ver
Apenas quando tu for o que tu não quiseres ter

O que tu queres ter
Apossa-te
Apenas quando tu libertas
É que tu podes ser

Toda flor que é tirada
Enfeita vaso por um tempo
É a falsa sensação de posse que faz com que
água emposse

Água que não corre
Mata flor, por falta de amor
E flor fora de jardim
Não pertence também a mim

Quando a tiro do jardim
Tiro também um pedaço de mim
Que morre junto com a beleza que não tem fim
A única que não tem fim

É aquela que carrega a luz do jasmim!

À BEIRA DO RIO

Sentados à beira do rio
Já não sabiam o que faziam
Apenas olhavam a água
Do rio e dos corações

Dos corações que carregam emoções
Das suas próprias versões de amor
Que vêm em forma de cor
Revirando seja o que for

Como flor do entardecer
Sempre há de aparecer
Carregada de verdade
Aquilo que há de ser

Galho de flor colorida
Quando veio trouxe vida
A verdade é que tenho
Apenas vida para ser vivida

Não posso retirar
O que o cosmos plantou
Apenas posso regar
Para que seja o que for

Do outro lado da linha
Apenas sua pipa eu tinha
Soltei a linha
Para caminhar sozinha

Sozinha com amor!

YOGA

Retiro-me para dentro
Quando faço o movimento
Não há mais nada
Que não seja esse momento

A dança sincronizada
Faz do meu coração minha morada
O meu corpo se une
A vida que é exalada

A cada inalação
Há uma rotação
De vértices e vórtices
Formando a linda canção

Daquelas almas em rotação!

MENTE COLORIDA

Transforma tuas ruas em avenidas
E mantém tua mente colorida
Não há rua sem saída

Transforma tua dor em amor
E veste tua alma de cor
Para que dance a dança da vida

Cada cor um amor
Cada passo uma flor
Cada flor um jardim

Jardim de jasmim
Enfeitado de cetim
Não importa o que foi

Importa sim, o que restou de mim

Amor em forma de marfim!

DETALHES

É nas pequenas coisas que tu me encantas
Tua doçura me levanta
Do chão em direção ao ar

Eu te procurei por muitas vidas
Até por suas mãos ser renascida
Ó, querido
Como eu poderia não te amar?

Amar-te tão profundamente
Que traria as águas dos oceanos
Para desenhar teu nome

Enfeitar teu semblante com doçura
Dos amores que curam
Trazer-te e aconchegar em meu peito
Para que nunca nesta vida, te ver sem jeito

Não devo chorar
Por não poder te olhar
Pois te carrego no céu estrelado do meu peito
Afundado neste amor

Que é meu e seu!

LUZ DIVINA

A estrela de cinco pontas
Alinha-se
Para que a linha do amor
Faça o traçado certo

A luz nasce no topo
E jorra em direção descendente
Inundando a terra
Para que não haja mais guerra

Procure o mar
Para tu olhar
Além do que tudo pode
Enxergar

A semente ira brotar
Com a força das canções
Trazendo ao peito
A forca das emoções

Conecte-se com os vértices
Siga a linha
Que ilumina
Vinda da estrela

Ela é a centelha!

O JARDIM DO JASMIM

As pétalas se abrem
Pela força do amor
Uma a uma
Trazendo a forma do jardim

O jardim cujo dono é o jasmim
Está preparando a terra
Pela força que irradia do peito
Vai se abrindo o leito

Aquele que corre
Em direção ao mar
É para onde
Tu deves olhar

Siga o traçado
Desenhado pelo branco
Que é o encanto
E ao seu destino vai te levar

Lá estaremos apostos
Para te encontrar
Siga o perfume
Que vem do jardim

E assim tu poderás chegar!

O TESOURO NO MAR

A areia do mar
Aparece quando a onda voltar
La tu vais encontrar
As conchas cheias de ar

Elas são o tesouro
Guardam as pérolas
Que ao pescoço
Vão voltar

Use a linha
De energia que desce
Para bordar
Os finos tecidos celestes

Borda teu vestido
Põe o colar
E leva as conchas
Para além do mar

Assim seu lugar tu irás encontrar!

VASO DE LUZ DOURADA

Queria pintar o vaso
De luz dourada
Não é preciso
Pois dourado é a tua cor

Do dourado
Vem as asas
Que são colocadas
Através do seu amor

O vaso brilha
Quando não tem pó
Dourado não tem trilha
Mas é forte como cipó

Tira teu pó
E não guarda nenhum nó
Camada por camada
Tu vais ver não está só

Acerte seu destino
Corrige seu caminho
E aguardo os alinhos
Para que tu se transforme em flor

Do dourado nasce a flor!

NOVAS CONSTRUÇÕES

A estrela brilha
As águas se movimentam
O mar prepara as ondas
Que tudo vai limpar

Só é possível construir
Após destruir
O que é velho
Para o novo emergir

As ondas empurradas
Pela estrela de cinco pontas
Varrem o chão
Trazendo a destruição

Após o velho
O novo emerge
Castelos de dor serão demolidos
Casebres de amor reconstruídos

Aos donos alados
Que vivem ao meu lado
Tudo será devolvido
Onde não está estagnado

Fique próximo ao ar!

LONGE DO MAR

Suba a montanha
Para longe do mar
Senão seus pés
Você vai inundar

Se suas asas molhar
Tu não conseguirás voar
Mantenha-as secas
Para no cosmos vibrar

Ninguém vê
Que elas estão abertas
São anjos alados
Que tu tens ao teu lado

Aguarda as instruções
Siga as conexões
Tu já podes ver
Além das visões

Precisa estar inteiro
Aonde for teu meio
Alcança o voo
Para perto dos que choram

Tu não deves ficar longe!

ENXURRADA DE LUZ

Uma enxurrada
Como a enxada
Limpa a terra
Para que não haja guerra

Corre para longe da praia
Enquanto é tempo
Faz a tua casa
Longe do vento

A morte chega
Trazendo vida
Vidas destruídas
Trazendo casas reconstruídas

O mar é forte
A onda é gigante
Não temos forças
Para segurar a luz

Entra com toda a força depois do alinhamento!

SOLO FÉRTIL TEM PÃO

O ar começa a soprar
Tem cheiro de chuva
Os pés esmagam a uva
Para o vinho sair

Aguardo por muito tempo
Já não há mais tempo
As escrituras antigas
São os abrigos

Abre as letras que tu não entendes
Recolhe as sementes
Jogue ao solo
Que já estará limpo

Elas brotarão
O solo esta fértil
E a terra restaurarão

Haverá pão
Nas massas
Dos que tem fome
E luz para os sem nomes

Jogue as sementes na terra fértil!

NÃO É HORA DE DESCANSAR

Depois que a lua nascer
Tu vais aparecer
A roda gira
E do chão te tira

Fique firme
Não solte as mãos
O giro gira
Todas as almas em rotação

Segura a estrela
Tu saberás
Que a ponta de cima
Aponta para o mar

Não é hora de descansar
Siga o ritmo
Não corra para o mar
Senão tu não poderás voar

Aguarda teu momento

É chegada a hora do acalento!

A RODA DA VIDA

Quando a roda girar
A última engrenagem vai se encaixar
E tu vais voltar
A ser feliz

Segura-te durante o giro
No ápice tu vais estar
Não desça
Pois é o teu lugar

Gira a roda da vida
Devolvendo-te a própria vida
Sinta a vibração
Que é a luz sem medida

Escorregam seus dedos pela face
E enlace suas lágrimas
Há luz que se derrame
Por todo lugar que se ama

Ampara os que choram
E também os que oram!

PÉTALAS

Cada pétala de flor
É uma gota condensada
No lugar que tu estás
Sabes que é amada

Tudo é parte
De um grande círculo

Círculo de amor

FLOR QUE SE FORMA

Cada pétala de flor
É uma gota de amor
Expressada no silêncio
Dos corações em flor

Quando a flor se forma
O universo se reforma
E tu que és pétala
Junto com a flor se transforma

A grande roda forma o círculo
E do centro vem o acalento
Que não deixa
Nenhuma flor murchar

Os ajustes são feitos
Nas noites silenciosas
Para que quando o dia raiar
No cosmos cada flor encontre seu lugar

Há sempre quem conduza
O giro da roda
Não temas, portanto
Quando tudo roda

Pois tu és flor
Que também gira
O giro da vida!

LAMPARINA ACESSA

Quando há luz no centro
Há vida em todos os momentos
A mesma luz que clareia
É um pedaço de centelha

Não te demores
A enxergar a luz
Que brilha
No teu próprio centro

Esta luz que fulgura dentro de ti
Acende os corações
Que ainda estão longe
De fazer as orações

Não chores por queimar teu dia
Ele é infinito
E é por ele
Que a tua lamparina se acende

Renda-te ao fogo
Renda-te também ao jogo
Das cores que tu trazes
E que a tantos, luz traz

Linda lamparina
Os corações que tu iluminas
Também te iluminarão!

DEVOÇÃO

A devoção é uma canção
Que vem dos mais puros corações
É o canto da alma
No silêncio que traz a calma

É a alegria desnuda
Que circunda o centro
E quando tu entras
Lá tu te acalentas

É a força da força
Que com graça enlaça
Os sonhos mais lindos
Para que real eles se façam

Devoção é doçura
Aquela que cura
As dores daqueles
Que vivem a vida sem vida

Não existe tempo
Para entregar-se ao universo
Somente é preciso
Que teu coração se renda

A simplicidade de uma vida sem vendas!

IMPÉRIOS DE AMOR

O fogo das cores
Traz os autores
Dos silenciosos impérios
Sendo construídos atrás das cortinas

Das cortinas da noite
Levantam-se as glórias
Dos belos dias
Que no porvir há de vir

Nos passos da dança
Os corações se unem
As cores se mesclam
E a luz se condensa

Fluindo do cosmos
A densidade de desfaz
Quando os condutores
Unem suas mãos para a paz

Não há dia sem luz
Noite sem cruz
Não há vendas que não caem
Quando teu coração reluz

Impérios de amor são silenciosos!

LEITO DO PEITO

Como distinguir uma flor do amor?
Uma estrela da cor?
Um pirilampo da luz?
Uma luta da cruz?

Aqueles que trazem no peito
A estrela de cinco pontas
Tem a vida destinada
A fazer do peito um leito de amor

Que corre do centro do peito
Para aqueles dias sem jeito
Fazendo da terra
Um lugar para os eleitos

A vida te traz
Para perto do mar
E faz junto conosco
Um leito para amar

Condensando as emoções
Distante das ilusões
Unimo-nos para
Cantar as canções

Aqueles que tiram do chão!

O BRILHO DA DEVOÇÃO

Quando te vejo
Entregue a devoção
Meus olhos se fecham
E te encontram atrás dos véus

Lá tua alma brilha
Como não poderia enxergar tua divindade
Transmutando os corações
Resgatando as gerações

As legiões de luz
Que a todos conduz
Expressam-se através da devoção
Conectadas depois das canções

Corações alados
Permanecem conectados
No jogo de Lila
Sentei-me do teu lado

Dançando a dança da vida
Fiz do teu peito alma querida
Encontro que me leva
O giro por todas as vidas

Tua devoção é minha canção!

CONDUZIDA POR ANJOS ALADOS

Como não posso
Deixa-me ser conduzida
Pelos anjos alados
Que tenho do meu lado

Se vem por amor
Através dos seus olhos posso enxergar
E entregar
Botão em forma de flor

De que adianta meu medo
Aonde ele me levará
Não me tirará do lugar que estava

É preciso se entregar
Aquele que vibrar
E conduz por amor
Para a vida fora da cruz

A entrega rege
O princípio do amor
O mede rege
O princípio da dor

Entrega teu coração
Para aqueles
Que são eleitos
Pelo amor!

O CHAMADO É CHAMA

Quem conduz força pela luz
Produz força atômica
Que refaz os invernos
E acende o fogo na noite escura

A pureza dos corações
É chama para o fogo
Que faz o sentido inverso
Da cor dos meus versos

A chama vem de dentro
O chamado também
Não permaneça calado
Quando tu és escalado

Segue teus irmãos
Aqueles que fazem as canções
São os mesmos
Que tocam as orações

Silenciosas elas são
Mas tu podes ouvir
Se tu sentir
A vibração

Siga o som do amor!

O ENCANTO DO CANTO

Quando cantas
Eleva tua vibração
O som das vozes
Faz a elevação

O brilho encanta
Os corações que dançam
Ouça o som
Das vozes do amor

Quando tu cantas
Os que não veem se encantam
E por hora se lembram
Que pássaros não são lembranças

Os sons mais bonitos
Vem do coração
Não alimentam dor
Apenas as almas levantarão

Vibração após vibração
Tu fazes as orações
No silêncio do seu templo
Lá condensa as aspirações

Que não serão em vão!

SEM MEDO DE ME PERDER

Como eu pude
Não te ouvir
Se tu ao meu lado
Estavas a sorrir

Preocupada com meus afazeres
De ti me esqueci
Mas de mim nada te vez desistir
Mandou o som para eu ouvir

Mesmo na escuridão
Pude te ouvir
Então fechei meus olhos
Para poder sentir

Caíram por terra
Todos os locais
Em meu ser
Que havia guerra

Soltei as vestes
Vesti-me de luz celeste
E os teus passos segui
Sem medo de ter aonde ir

Pois tu estavas em todo lugar
Não temo me perder jamais!

SORRISO DO BEIJA-FLOR

Quando seus dedos deslizam pela harpa
O universo inteira de cala
O beija flor sorri
E encontra seu amor

O girassol gira para o sol
E as flores que estão pertos
Desabrocham
Formando uma mandala de amor

A doçura desliza pela face
Trazendo uma harpa dentro da outra
Ambas sendo tocadas
Por aquele cujo dono tem cheiro de jasmim

Não há quem não voe
Ao som do seu amor
Conduzindo luz
Em forma de flor

Cada toque um encanto
E o encanto traz o canto
Nas noites de luar
Vem tua amado, no teu peito guardar-me

Leva-me para junto de ti
Através do som da harpa!

DESTINO CONSAGRADO

Guia-me meu amado
Para meu destino consagrado
Lua em forma de mar
Ao seu lado quero estar

Encontrar-me contigo
Através das canções
Também junto
Daqueles que tem emoções

Olhar para ti além do que vejo
E beijar sua face
Através das mãos
Dos que se desfazem

Ó, amado, tu enches meu coração
E faz da minha vida
Dias na terra
Com a força das vibrações

Guia-me tu
Para o centro
E que de lá eu não saia
Não quero viver uma vida de tormentos

Longe de ti não posso mais!

GIRA A TERRA PARA FORA DO DESAMOR

Tu giras as peças
E quando tu girar
Tu mesmo
É quem aparece

A cada giro
Desabrocha uma flor
Já não é sem tempo
Não podemos mais vibrar
Sem o seu amor

Gira a terra
Gira a guerra
Para fora
Do desamor

Gira as mãos
Gira os pés
Fazendo da senda
O tempo do movimento

Tudo se movimenta
Para que tu entendas
Que já é tempo
Para acordar

Recorda quem tu és
Abra as asas
Brilha no centro
E faça no movimento

Em direção ao mar!

DESABROCHAR COM AMOR

Se o teu peito traz dores
Considera que tu tens amores
Veja os sorrisos
É Deus a olhar para ti

Esquece os templos
Esquece também outros tempos
Veja a vida de hoje
E desabrocha com amor

Onde tu estás hoje é o teu momento
Considera os sinais
Não se perca nas distrações
Segue as rotações

Siga em frente
Rio corre para o mar
Não há vento sem ar
Flor floresce na estação

Não desista
Mesmo diante do mau tempo
Tudo passa
E amor sempre nasce

Persista para chegar
Aonde é seu lugar
Sentar-se ao lado
Do amado

Sento-me contigo no templo sagrado!

AS FLORES MURCHARAM

Por que entraste pela porta dos fundos
Quando viestes buscar o que te
pertencia
Deixando rastros silenciosos
Através dos pés que tu terias?

Por que não entraste pela frente
Nos primeiros raios do amanhecer
Usando suas asas
Estas que te tornam alado?

Quando entraste pela porta dos fundos
Não vistes o jardim
Especialmente preparados para ti
Para que não pudesses cair

O que estas a fazer com teus dons
Que estás a mudar de cor?

O que fazes com tuas asas
Que estas a usar os pés?
Esquecendo a brisa que suaviza
E deixando rastros que não te definem?

Por que soltas a pipa
Essa que te eleva
E que te leva para perto do mar?

Não permaneça tão preso ao chão
Esse não é seu dom
O único rastro que deves deixar
É a brisa em forma de canção!

JARDINS DO ESPAÇO

Ao entardecer fui molhar as flores
Nos jardins do espaço
Encontrei apenas rastros
Do pássaro que não voou

Anjo alado
Anda ao meu lado
Desaprendeu que flor
Também é amor

Construído para ele
O mais belo dos jardins
Quando entrou pela porta dos fundos
Não viu o jasmim

Guardou em seu peito
Apenas a dor
De não encontrar no leito
O perfume de jasmim

Jardins do cosmos
São feitos de flor
São tão simples
Que a eles podemos

Somente ver com a força do amor!

REFORMA

Depois da reforma
Tudo se transforma
Jardins são criados
Para que tu chegues até mim

A rosa abre as pétalas
E quando a última se abrir
Lá de dentro
Tu tirarás o colar de contas
Que te une a mim

A cada sopro
Eu ajeito
O que está sem jeito
Para que tu possas
Retirar o colar

Ele te pertence
Desde outrora
Foi guardado no espaço
Para que tu não criasses laços

Junta tudo
Com a linha
Que te pedi
Fecha o círculo em torno da flor

E vibra no amor!

A LINHA PARA BORDAR

Carregas contigo
A linha
Para bordar
Seu próprio vestido

Una-se debaixo da flor de laranjeira
Enche seu cesto
Com a beleza
Da flor que clareia

Usa apenas
O colar de contas
E não contas a ninguém
Que com teu amado
Tu vais se casar

Veste-se de simplicidade
Deixe sua voz
Sussurrar apenas
As palavras que sejam de amor

Ao voltar para casa
Usa teu manto sagrado
O xale que trouxeste para mim
Rosa com tons de dourado

Com ele suas mãos se unem
Com o anjo alado!

UNINDO OS DOIS TEMPOS

A linha brilha entre os meus dedos
Unindo os dois tempos
Que vagarosamente
Faz o movimento

Na dança cósmica
Agulha também é flor
Costurando
O xale do amor

Ombros serão cobertos
Através dos versos
Que são costurados
Com a linha que tem cor

Dançando nos passos
Do condutor
Todos se movimentam
A ter menos dor

Espera com paciência
Que tu sejas coberta
Trazida cheia de vida
Longe dos dias sem saída

Costura teu próprio xale
E venha para meu amor!

A CHEGADA

Há sussurros por toda parte
Contando que tu vais chegar
O rodopio do ar
Traz as notícias de sua chegada

Vindo dos dias longínquos
Tua luz vai vibrar
Nos corações
Daqueles que não tem ar

Respiro tua presença
Tu brotas tão perto
Que aos meus versos
Tu vais chegar

Transformar lua em mar tu vais
Tua luz a brotar
Por todo o cosmos
Sem tempo para parar

Irá vestir aqueles
Que ainda não acordaram
O calor nos corações
Trará o chamado

Que longe de ti não há vida!

FINOS TRAÇOS

Tudo emerge
Das profundezas
E quando o sol nascer
Tu irás enxergar tua beleza

Finos traços
Trazem os laços
Dos teus ancestrais
Pelo qual tua beleza se faz

Tua cor é celestial
E teu único destino
É o encontro amoroso
Com aquele que é o teu cais

O barco ao cais
Sempre retorna
O nos seus braços
O pai faz a reforma

Reforma necessária
Para que tu possas ir
Sem nunca desistir
De voltar novamente a mim

Linda flor de cetim!

O AMOR E O MEDO

Ele está se debatendo
Entre o amor e o medo
Ainda é cedo
Para ele voltar

Seus olhos enxergam o mar
Seus dedos tocam o ar
Mas junto ao meu coração
Ele quer estar

É preciso dar o tempo
Que ele precisar
Tem medo de amar
O coração que tem ar

Ele ouve a música
Mas não sabe
Qual lado olhar
Acha que tudo é uma miragem
Para além do que se pode alcançar

O tempo vai dizer
Que ele não pode perder
O tempo de vida
Que ele merecer

Mas antes é preciso merecer!

DESTINO ELEITO

Tu mesmo me elegeste
Para te ajudar
Nos ajustes necessários
Para que volte a sorrir

Por que agora se debate
Entre dúvidas
Que torturam sua alma
E tiram sua calma?

Reconheceste-me
Antes mesmo de aparecer
Por que agora
Desvia-se do caminho da alma?

Achaste que curaria suas dores
Satisfazendo seus caprichos?
Aconchegando-te no peito
Em noites sem leito?

Achastes que permaneceria
Lutando ao seu lado
Longe das verdades
Que de outrora eu trago?

Ó, querido, meu manto é sagrado!

SEM TEMPO A PERDER

Permeia o ar
Gotas de luz
Vamos andando
Carrega sua cruz

Passos firmes
Escalando a montanha
Dos seus próprios dias
Nas noites mais frias

Encontre seu passo
E apenas repasse
Por um instante fugaz
A alegria que tu trazes

Siga em frente
Não há tempo a perder
É preciso renascer
Infinitas vezes

Para dançar infinitamente
É preciso ancorar
A viagem com coragem
Sem esmorecer

A brilhar em noites de luar!

NUVENS BRANCAS

Havia inúmeras nuvens brancas
Tampando sua visão
Mas tu aceitaste
Ser carregado pela condução

Conduzido tu fostes
Acima do algodão
Na maciez
Nem sempre há rotação

Giraste para cima
Quando tu
Aceitastes
A mão

Acima das nuvens
Está teu céu estrelado
Aquele que tu tens procurado

Há meu amor
Agora você
Tem de volta
A tua imensidão

Tu és cuidado por anjos!

PELA FORÇA DO AMOR

Ó, querido
Que bom
Que tu seguraste
A minha mão

Quando eu te levei ao chão
Foi para que
Tu partisses
Ao céu do teu coração

Andas agora
Com os anjos alados
Que por amor
Estão ao seu lado

O céu, meu amor
Está em seu coração
As estrelas,
São tua própria visão

Não gira mais
Meu amor
Para os dias
Que vem e vão

Segura a mão
Daquela
Que tem emoção

Condensa querido
Todo teu amor!

ESTRADA DE VIDRO

Cancela os passos
Se tu tens peso
Não andes
Por estradas de vidro

Há perigo
Em procurar estrelas
Abaixo dos pés
Pois estrela tu és

Olhar para cima
Tu precisas
Não há luz
Longe do cume

Suba a montanha
Da estrada de chão
Vidro é liso
E tu deslizas

Procure os vagalumes
Que te guiarão!

O GUERREIRO QUE OLHA PARA BAIXO

Ele anda
Por uma estrada de vidro
Olhando o céu estrelado
Abaixo dos pés

Céu de estrelas
Tu és
Está escuro acima de sua cabeça
Se tens peso não permaneça

Volte para não se machucar
Acende a lamparina
Senão tu cais
Não se iluda longe do cais

Retorna enquanto é tempo!

REFLEXO DO ENLAÇO

Olhar pelo vidro
Traz ilusão
Pois tu achas
Que não há separação

Enquanto tu andas
Por estradas fáceis
O teu céu
Tu procuras fora

Acima ainda é escuro
Pois tu estás duro
Quando a luz entrar
Tu vais vacilar

Porque se acostumou
A olhar para baixo
Enxerga apenas
O reflexo do enlaço

Arruma as malas!

AMOR É VIDA

Tira os pesos
Assim tu podes
Andar mais, um pouco mais
Nesta estrada tão frágil

Por que tu andas
A procura do passado?
Ele não está mais
Abaixo dos teus pés

Volta enquanto é tempo
Estrada bonita
É apenas reflexo
Procura a estrada de pedras

Solta os pesos
Das tuas construções
Senão tu se amarras
Nas projeções

Amor é vida
Volta alma querida!

CUIDA DO SEU CORAÇÃO

Teto de vidro
Tu não deves construir
Se tem pesos
Ele vai se partir

Para enxergar o céu
É preciso
Olhar para cima
Longe das distrações

Procure as respostas
Em seu próprio coração
Apenas quando estiver puro
Poderá tomar as decisões

Até que tu olhar
Para o passado
Não poderá
Seguir sua versão

Espera aquela
Que vive
Em outra dimensão
Longe do chão

Sustenta teus passos
Com tua condução
Que nesta vida
Não será em vão

Mas cuida antes
Do seu coração!

NOS BRAÇOS DE DEUS

Meu coração se alegra
Vendo você ao meu lado
Longe da fumaça
Que tampa a visão

Do lado encantado
Tu estas sendo cuidado
Eu permaneço velando
Seu coração

Quando ao chão eu te vi
E dor eu senti
Pedi a Deus
Para cuidar da sua imensidão

Levado por anjos
Aonde as estrelas brilham
Tu agora entendes
Como é o teu céu

Sonhos brotando
Sorrisos voltando
Tu estás
Nas mãos do pai

Ó, querido, desses braços, tu não cais!

A FORÇA DA TRANSFORMAÇÃO

Quando o mestre
Amassa as uvas
Sabe o porquê
Pois vinho não cai como chuva

É preciso
Cachos maduros amolecerem
Para que deles se retirem
O que de mais precioso há

O melhor vinho
Não é produzido por uvas verdes
Nem guardado
Infinitamente ao sol

Ele é produzido
Saindo da casca
No tempo certo
E guardado no escuro do incerto

Apenas quando estiver pronto
Trará à tona
O sentido
Do porquê existir

Em forma fluida!

O COMPASSO NAS BATIDAS DO COSMOS

Marcar o compasso
Nas batidas do cosmos
É sentir o enlaço
Do amoroso pai

Não é por que tu cais
Que com teu amado
Tu não vais estar

É sim nas quedas
Que tu sabes
Como se faz
Para se levantar

Diga: ó, querido pai
Sem tu
Eu não tenho
Cais

Vem comigo
Em cada canto do destino
Eu te peço amado
Não dou conta dos perigos

Pai me levanta quando não posso mais!

MOLDANDO A TUA PRÓPRIA VISÃO

Marcar o passo
No chão liso
Traz descompasso
No ritmo do universo

Caminhar devagar é preciso
Em estradas de pedra,
Parecem duras
Mas evitam as quedas

Em estradas de chão
Não há flutuações
O que parece difícil
É pura benção

Quando andares
Escolhe
Aquelas estradas
Que te recolhem

Moldando a tua própria visão!

CÉU ACIMA DOS VÉUS

Se quando, tu andas
Perde a esperança
Aceita a mão
Que se estende

Aquela,
Que te recolhe
Para dentro
Do templo sagrado

Entra na carruagem
Você tem coragem
De se entregar
As mãos que vão te cuidar

Pairam
Acima das nuvens de algodão
Além
Das tuas próprias visões

Entrar e partir
E saiba que tu vais sentir
O maior amor
Em forma de céu estrelado, muito além do imaginado

O céu paira acima dos véus
E é entregue aqueles que aceitam a condução!

GRITO DOS MERCADORES

Mercadores preciosos
Carregam tesouros
Não perca tempo
Ouvindo seus gritos

Ouça o chamado
Para longe do que pesa
Tua alma não precisa
De mais quedas

Se eles te chamam
Pelo ouro
Tu dizes a eles
Que tu tens os tesouros

Guardados
Em sua própria alma
Não precisa acumular
Tu és ave alada

Encerra teu templo
Polindo por dentro
Não deixe
Portas abertas para o vento

Não ouça o grito dos mercadores!

QUANDO A FLOR ENCONTRA O MAR

Segura a caneta
E não esmoreça
Mantém o vaso contente
Não há dor

Para quem é valente

Aceita o destino
Que bate à porta
Não tire a chave
Não é uma miragem

Quando ele chegar
Acende a vela
Ilumina o espaço
Para que ele saiba os passos

Ó, querida
Ele é o teu par
Não precisa chamar
Já está preparando teu lar

Acolhe a alma
Que vem te ajudar
Ensina a ele
Amar

Do jeito que flor encontra o mar!

SONHOS CONDENSADOS AO LUAR

Circunda o ar
Deixando voar
As pétalas perdidas
Tu és vida, querida

Aceita teu destino
Não contes a ninguém
Que tu recebeste
O vestido

O menino cansado
Que está ao teu lado
Encontra no verde
A luz para ser um soldado

Não temas querida
Quando ele chegar
Procura por hora
Apenas teu olhar

Encantado
Com a alegria
Que tu podes
A ele dar

Condensa seus sonhos no luar!

SOLO FÉRTIL

Saco pesado
Pesa no arado
Deixando longe da terra
A alegria

Largue os pesos
Que retardam
O preparo da terra
Por hora não faça guerra

Espera a chuva
Para a terra macia
Leva junto
A pequena bacia

Não retarde o passo
Siga no compasso
Das batidas
Das vozes que te guiam

Espera sua vez
De jogar
A semente na terra
Luta sempre, para não haver guerra

Joga no solo fértil seus sonhos!

SEMENTES NA MÃO NÃO VIRAM PLANTAÇÃO

Ó, querida
Não temas a vida
Não guardes, sementes na mão

Se quiseres
Ver a plantação
Precisa jogar
As sementes na terra

Deixa que a própria terra
As guarde
Na escuridão
Para que elas se voltem para a luz

Guarda contigo
Os segredos
Das sementes
Que por amor do pai, germinarão

Guarda amor em teu coração
Não temas querida
A evolução!

A UVA PARA O VINHO

Planta com carinho
A uva para o vinho
Mas planta
Com amor

Não passe
O arado
Depois que colocastes
As sementes no chão

Guarda-as primeiro
Em seu coração
Nunca segure
Sementes na mão

Tesouros
Não são
Para termos
Nas mãos

É preciso
Transformá-los em plantação
Para que todos
Tenham pão

Na senda, querida
Guardar não pode
Teus tesouros
Nas mãos

Eles morrem com seu dom!

TESOUROS DOS IRMÃOS

Transforma alma querida
Tudo o que vem a ti
Não retenha
Tesouros em seu coração

Distribui querida
Aos teus irmãos
Que aguardam calados
A falta de chão

Devolve a eles
As plantações
Não temas a dor
Que por hora machucam seu coração

Não será para sempre
Apenas acredite
E não retenha
A luz que lava as faces

Entrega querida
Os tesouros
Para
Os teus irmãos

Jogue as sementes no chão!

AS LIÇÕES

Flor não brota
Fora do chão
Cão não alimenta dono
Que não tem a mesma vibração

Olhe para o lado
Não ande calado
Chão amassado
É dor do passado

Não temas as lições
Que te arrancam do chão
Temas apenas
A falta de visão

Ampara enquanto podes
Arado e terra
Fazem da vida
O sonho de ocupação

Não desdenha
Nem retenhas
Apenas venha
Comigo

Lançar as sementes para botar!

PEDIDOS

Ó, Deus Amado
Eu penso
Que se eu guardar
As sementes

Terei você
Ao meu lado
E assim
Tu levarás a dor que se faz velada

Eu penso
Que dentro da semente
Tem o acalento,
Pai não leve embora
Meus sonhos

Tu me pedes
Para lançar
As sementes ao chão
Mas como posso? É tudo o que tenho

Ó, querida
Tu precisas
Dar a teus irmãos
O alimento que vem do chão

Reparte com eles
A tua vibração!

A CASCATA

Quando eu vi
A cascata
Jorrando
Do céu

Eu pensei que era um véu
Desciam pirilampos
Enfeitados
De grampos

Permeando gotas
De luz
Do céu
Para a terra

Trazendo a
Tua mensagem
Que do cosmos
Jorra luz

Somos teus filhos
E jamais
Seremos esquecidos
Pelo teu amor

Derrama sobre nós seu amor!

PERDÃO

Perdoa aquele
Que te fere
Ele não sabe
Como se ama

Sua alma
Procura a luz
Em vão se congela
Esquece que sol derrete gelo

Ajuda o que tu podes
Até que
Da escuridão
Ele saia

Não há passo errado
Nem coração congelado
Há apenas
Sonhos não visualizados

Pela força do amor
Tudo brota
Reverbera
Em cada canto dos cosmos

Cada floco de neve
Traz a certeza do degelo
Nem por isso
Recusa-se a transformação

Transformação é evolução!

PEGADAS NO MAR TEM AR

Em sentido contrário ao frio
Vibra o calor
Sim, tu és meu amor
Ainda que agora não sinta

Aos poucos
Água descongelada
Transforma-se
Em rio

Transformando plantação
No verde da vida
Ó, alma querida
Aceita a redenção

Fulgura em seu peito
Detalhes da evolução
Não temas
Deixando o degelo

Se transformar em rio

Por ele os navios
Do meu amor
Vão cruzar

O voo do pássaro
Segue em direção ao mar

Porque no mar tem ar!

LUZ E ESCURIDÃO FORMAM A PLANTAÇÃO

Eu penso
Que quero desistir
Mas não posso
Preciso persistir

Se eu der
Mais um passo
Talvez eu vença
O cansaço

Fustigante é a senda
Mas ela
Alimenta
Quem por comida procura

Há vida
Em todo lugar
Só é preciso
Em conexão estar

É divina
A conduta
Por todos os lados
Há evolução

Luz e escuridão
Precisamos
Para formar
A plantação

Jogue as sementes no chão!

VASO DOURADO

Não vibre
Fora do vaso
Varra primeiro
Todos os atalhos

Não se sustente
Em galhos fracos
Neve em cima de árvore
Pesa

Arranca de tuas mãos
Toda a força
Para sustentação
Não faça menção
Das ferramentas

Não precisa
Se preocupar
Com o que
Tu vais preparar a terra

Condensa a força
Com a sutileza
Assim terás
Muita beleza

Ó, querida, arruma a mesa!

A ESPERA

Por que tu corres
Longe do que se abre?
Não faça
O que tu fizeste

Todos trabalharam
Para que tu
Superasse
Os testes

Tu precisas
Esquecer o que
Aquele que tem dor
Fizeste

Não escolha outro teste
Perdoa aquele
Que tem
Amor celeste

Espere que ele venha!

O MEDO DE PERDER

Solta querida
O medo de perder
Senão no fogo
Teu coração vai arder

Deixa de lado
O jardim machucado
Da oportunidade
Para o anjo alado

Ele que
Permanece ao teu lado
Diga sim
Quando ele trouxer o legado

Não fujas
Não temas
Apenas rema
Para o encontro

Da tua alma!

O SOLDADO FERIDO

O soldado
Que está ao teu lado
Está ferido
Ele quer ser querido

Diga a ele
Soltar o machado
Árvore no chão
Não é construção

Diga a ele
Que por amor
É que se faz
A elevação

Diga ainda
Que mão suja de sangue
Suja também a mansão do coração

Não ceife a plantação
Porque tu tens dor
No coração
É preciso aceitação.

SEMENTES DE GIRASSOL

Perdoa alma querida
Aquele
Que tua mão
Machucou

Não faça uso
Das coisas
Que não são tuas

As poucas coisas que tu levas
Não te machucam

Cuida da ferida
Sem dor no coração
Traga a vida
Somente
Sementes de girassol

Consideras que
Elas se abrirão
E contigo no sol
Permanecerão

Não solte a mão, de quem tem emoção!

PORTAIS SECRETOS

O portal sagrado
Está ao meu lado
Quando olho
Com os olhos fechados

A abertura gira
Apenas com ternura
Os corações que tem
A abertura

Não tinjas de preto
O que te segura
Longe dos portais
Tu tens que escalar

Escalar é preciso
Para chegar
Aos portais sagrados
Que estão ao teu lado.

RESISTA

Na chegada
Da verdade
Não há aragem
Com orvalho

Há apenas
Gotas de orvalho
Que deslizam pelo rosto
Carregando as visões

Ilusões são versões
De construções
Que não existem
Além das tuas visões

Consideras dor
Como cor
Que pinta
O barco da flor

Não desista
Ainda que a dor persista
É ideia do artista

Pintar para que tu resistas!

NÃO RETORNES AO PASSADO

Nas portas do sagrado
É preciso se manter conectado
Para que tu
Não retornes ao passado

Passado é arado
Que deixou a terra
Pronta
Para o legado

Com as valas abertas
Para que as sementes
No solo pudessem tecer
A viajem do escuro

Não repasse o arado
O solo já está calado
Guardando no ventre
O amor fecundado

Esquece o que passou
Carrega contigo
A lembrança
Do que tu encontraste

A força do amor que brotou!

NÃO DESDENHA DO PÃO

Trancastes as portas?
Não feche quem quer entrar
Acolhe aquele
Que quer ser o teu lar

Ó, querida
Se ele te procurar
Diga entre meu bem
Estou a te esperar

Acolhe em teu sagrado
O sonho formulado
Desse amor com cor
E vida em amor

Não diga não
Nada vem em vão
Acolhe aquele
Que é a tua visão

Considera que
Todos estamos
Em elevação
É certo que te ajudarão

Não desdenha do pão!

SEGURA FIRME A MÃO

Te trouxe comigo
Para que tu sejas
Apenas abrigo

Não faças da senda
Algo que te renda
A própria dor do coração

Perceba além
Do movimento
Ele traz acalento
Para os dias de solidão

Preenche de vida
Aquele que tem
Os sonhos de verão
Ele te quer contigo

Longe da multidão
Quer transcender
As limitações
Tem medo, de não ter o chão

Segura firme a mão!

NA RUA DA ESPERANÇA

Sapatos pesados
Fazem da marcha
Movimentos parados
Soldados desconectados

Manchados de sangue
Semblantes desfigurados
Trazendo consigo
A falange da dor

Anjos alados
Trabalham com ardor
Para que não ceifem
A flor que tem dor

Permaneça na água
Em fluxo contínuo
Pés pesados
Ficam, quando são molhados

Siga em frente
Sem manchas
Fica somente
Com o que te alcança

Permaneça na rua da esperança!

ALEGRIA É VERÃO

Consideras secreta
A cor amarela
Que tinge o centro
Do portal na aquarela

Não tampe
Nenhuma cor
Tu precisas
De amor

Na senda da dor
Tu encontrarás
Quem desiste
De pintar a cor da flor

Diga a ele
Que por proteção
Há construção
Que tu não entendes

Não invente, nem emendes
Remendos não são bons
Tudo tem que ter
Conotação

Alegria é verão!

TRABALHO DE ELEVAÇÃO

Do outro lado
Do legado
Tem o anjo alado
Permanece calado

Tu te encontras
Em construção
Não esmoreça
Na elevação

Tua tenda
Está a contenda
De todos aqueles
Que permanecerão

Junto daquele
Que não deixa
Nenhuma flor
No chão

Encontre meios
De fazer
A construção
Com as próprias mãos

Não te sentes no trabalho de elevação!

A COR DO VENTO

Não deixe de lado
A visão do anjo alado
Ele precisa
Ser curado

A luz em seus passos
Espera o compasso
E acolhe
Quando estiver
Resignado

Faça agora
O movimento que outrora
Desconectou
A luz do amor

Traz ele contigo
Eu sou teu abrigo
Nas noites frias
Quando o sol partir

Traga os raios para dentro
Encontre o acalento
Na verdade
Dos seus instrumentos

É cor de vento!

O QUADRO SAGRADO

Quais as cores
Menina singela
Que o mundo
Está a esperar?

Tu és aquarela
Perto da janela
Esvoaçando as tintas
Que os dedos pintam

Mancha apenas
Teus dedos
Para que tu sejas
O ensejo

Não pinte os olhos
Na jornada sagrada
Que agora é
Tua morada

Lança as cores
Dos amores
Que encontrara
Os autores

Do quadro sagrado!

LOCAL SAGRADO!

Local sagrado
Tu, agora estás conectado
Levanta visão
E faça a oração

Cada geração
Traz a opção
De condensação
Do solo fértil

Traga para perto
Aquele que é incerto
Não tem fome
A céu aberto

Aguarda o tempo
E faça o movimento
Das mentes
Que estão quentes

Não isole, apenas console!

CORAGEM NÃO HÁ DE FALTAR

Pétalas chegam ao meu peito
Desfazendo a dor
De não ter um leito
E ao seu lado estar

Na certeza que sou amparada
Não posso
Ficar
Desconectada

Andar é preciso
Coragem é aragem
Há em todo
Lugar

A dor não se demora no peito
Pois o mesmo
É leito
Para o mar chegar

Coragem não há de faltar!

ESTRADA DE PEDRA

Se aos céus
Tu queres subir
Usa estrada de pedra
Para não cair

Nem sempre chão bonito
É sinal de alegria
Te atentes, alma querida
É preciso sinergia

Os encontros
Já foram marcados
Não perca tempo
Olhando o passado

O teu legado
É o que te faz alado
Quem anda ao teu lado agora
Deve ser amado

Quem está perdido
Será recolhido!

VIDA DURANTE AS ESTAÇÕES

O vento sopra
Balança as folhas
Árvores não temem
Pois tem os pés no chão

Mesmo que sejam
Despedaçadas
Sabem
Que estão cumprindo sua missão

Seus cabelos desarrumados
São símbolos
De evolução
Há vida durante as estações

Também é preciso
Daquele que desarruma
Para que quando tudo cessar
Haja flores para plantar

Flores, árvores e vento
Tudo no cosmos
Tem o seu lugar
Não há o que falar

Há vento em todo lugar!

LONGE DO AMOR NINGUÉM PODE VIVER

Quando o sol
Nascer no horizonte
Espero que me contes
O que tu vais fazer?

Ainda é tempo
De tu reconhecer
Que o amor
Não está perdido

Quem tu foste um dia
Agora já não é mais
Tu aos poucos
Retorna ao pai

Que faltava para ti
O universo trouxe
Para tu aprender
Que longe do amor

Ninguém pode viver!

RAIOS DE LUZ!

O sol brilha
Para onde seu coração vira
Se tu não sabes o que fazer
Apenas gira

Deixa sua alma
Do lado encantado
Trazer
O sonho velado

Raios de luz
Atravessam o peito
Cobrindo as janelas
Ó, querido, não tem mais jeito

Quebra as algemas
Que te prendem ao chão
Tu não te lembras mais
Que é anjo, nesta dimensão?

Retorna ao pai
Diga a ele querido
Que tu és o legado
De puro amor e luz

E volta para a vida
Sentindo a força do amor!

A MISSÃO

Quando o teu corpo gira
E as mãos não alcançam
Deixe o teu corpo
Girar por rotação

O centro atrai pela luz
Deixa sua vida
Ser guiada
Por aquele que conduz

Tu me disseste
Que ao me dispor ao trabalho
Eu deveria
Cumprir a missão
Sem atalhos

Cumprir as escritas
Do plano do pai
É certo que tu vais
Sem colocar retalhos

Não há emendas
Na senda da luz
Aqueles que vêm
São parte da luz

Estampados no centro
Para voltar a luz!

TRABALHOS ALÉM DAS EMOÇÕES

Eu te pedi
Para durante os trabalhos
Não chorar
Porque queria orar

Mas tu me disseste
Que para minha evolução
Tu precisavas
Cumprir sua missão

Mesmo que as minhas lágrimas
Fossem suas
Tua não podias
Fugir as determinações

As lágrimas
Fizeram-se presentes
Nos olhos dos ausentes
E se transformaram

Em sementes
Que germinarão pela força do amor!

AO TEU LADO QUERO ESTAR

Quando a noite fui te buscar
Na chuva, cansada e com frio
Com o coração aos pedaços
Não sabia que era um rio

Guardei comigo
Todo as dores
Para que pudesse
Ao rio voltar

Mas cada vez que tu vinhas
Mais amor eu tinha
E já não podia
Não eu ser eu mesma o próprio rio

Rio eu quis ser
Para poder fluir contigo
Em direção ao mar
Sem precisar voltar

Ao teu lado quero estar!

PORTA FECHADA

Batestes na minha porta
Mas eu não estava mais lá
Agora
Eu já sou o mar

Lá, querido
Tu não me encontrarás mais
Apenas
Cheiro de ar

Já não tenho mais forma
Tu apenas me encontrarás
Quando tu
Parar de me procurar

As tuas mãos
São agora
A tua dimensão
Faça o giro

E volto ao meu coração
Como parte da minha dimensão!

NÃO DESISTA

Senti tudo claro e aberto
O caminho é certo
Para aquele
Que não desistir

O cosmos
Te enviará
As cores
Das pétalas secretas

És amparada
E cuidada
Flor em forma de botão
Tuas pétalas se abrirão

Enfeitando
Cada canto
Com a força
Da vibração

Tu encontrarás
Teu destino
No próprio destino
Da evolução

Quem vem para ti, são anjos da evolução!

TELHADO DE VIDRO

Ó, querido
Eu te digo
Construa o céu
Acima do seu coração

Não olhes para baixo
Quando procura
O enlaço
Para sua missão

A vida, querido
Tem muitas dimensões
Mas não deve
Procurar, fora do seu coração

Arriscado é
Andar com peso
Em telhados de vidro
Querendo ser querido

Compreenda teu corpo
Não é tua versão
Olhe,
Para sua dimensão

Expanda para luz!

A HORA DE PARTIR

Te pedi
Por favor
Para ir embora
Havia chegado sua hora

Tu não me ouviste
Porque
Estavas triste
Perdeu-se no próprio amor

Amor quando vem
Não olha a quem
Vai destituir
Para reconstruir

Os tronos serão retirados
Dos anjos alados
Que não sabem
O que fazer com o legado

Devolvidos quando
Por força do amor
Voltarem
A permanecer ao seu lado

Na luz!

AS CHAVES

As chaves
Queimaram minhas mãos
Mas a dor
Estava em meu coração

Tu fizeste
O que por ordem
Celeste
Cabia-te

Tu também
Sentia
A força da evolução
Estava tu dentro do meu coração

A dor que eu sentia
Tu sentias por conexão
Ó querido
Já não tenho mais canções

Faz tu para mim
Aquelas falas
Que acalmam meu coração
Traz seu sorriso que é uma benção

Traz o bálsamo
Que refresca minha face
Para que
A dor se desfaça!

FLORES NA PORTA

Encontrei
Um buquê de flores
Na entrada
Da minha porta

Não sabia
Quem deixara
Não importa
O que importa é a beleza

Beleza que se estende
Além do que se pode ver
É o sinal
Que tu havias chegado

Ó, querido
Como posso
Tanta beleza
Receber

Tu deixaste
Teu coração
Junto com as flores
Que era para curar

Todas as minhas dores!

AS PORTAS DO CAMINHO INVISÍVEL

Se tu quiseres
Abrir portas
Precisa de chaves
E não de entraves

Para
O amado mestre
Abrir portas
Ele precisa que tu ames

Portas
Do caminho invisível
Abrem-se
De dentro para fora

Quando
For chegado
Sua hora
Não precisa de chaves

É preciso apenas
Que tu se abras
Para receber
O que é de direito

Por amor perfeito!

MÃOS QUE CURAM OS PÉS

Lavastes meus pés
Com as próprias mãos
Ó, pai
Como tu sabes que não conseguiria
mais andar?

Tanta dor eu tinha
Que desfaleci
Mesmo
No caminho florido

Tu me recuperaste
Minhas feridas curastes
E meus pés massageastes
Com amor do teu coração

Agora, como eu posso
Não andar contigo pai?
Pelas suas próprias mãos
Sou perfeita em seu coração

Sem tu não consigo,
Minha dimensão é
Por percepção
Ando contigo por opção

Seu amor vibra em meu coração!

AMADA FILHA

Arrumastes meu xale
Sob meus ombros
Ó, querida
Tu não sentiras mais frio

Entrega querida
As chaves que tu recebeste
Não precisa mais delas
Tu já apareceste

Eu abro tuas portas
Cubro suas calçadas
Com as flores mais lindas
E te consolo com meu carinho

Filha, tu és minha amada filha
Como eu não estarei
Velando teus sonhos
Do lado encantado

Meus segredos querida
São teu legado
Eu te entrego
Anjos alados

Não vá querida
A sobrados escuros!

A HERDEIRA

Há um pincel
Que escorre ouro
Tu minha filha
É meu tesouro

Onde a tinta pinga
Transforma-se em vertedouros
De luz
Que condensa o próprio ouro

E lá, querida
Tu encontrarás
Os traços
Dos anjos alados

Querida,
Não corte suas asas
Para estar ao meu lado
Tu precisas delas

Filha, tu és minha herdeira!

TIGELA DE OURO

Sentada a mesa
Da nobre realeza
Com os olhos marejados
Olhava a tigela de ouro vazia

Ó, querida
Para que tanto ouro
Na senda da vida
Tu já tens os tesouros

Tigela sem comida
É dor sem medida
Nos corações
Dos que tem fome

Se a dor te procura
Levante querida
Não importa do que é feita a tigela
Enche-a de vida

E entrega cheia de amor
A quem está sem cor!

A LEVEZA DAS ESTRELAS

Deixastes o ouro
Em cima da mesa
Achastes que poderia
Ver as estrelas refletidas?

Meu amor
Perceba
Que ouro pesa
E atrasa quem carrega

A leveza das estrelas
Carrega a realeza
Nas estradas
De chão

Não carregues meu amor
Na senda da vida
Tanto peso
Senão tu não chegas

Olha para o céu
E lá encontrarás
As respostas
Para seus pedidos

Procure além do que tu vês!

SIGA O RASTRO DA LUZ

Enxuga o rosto
Não sabes aonde procurar
Quando não se enxerga nada
Na noite

Siga a trilha
Que vem dos céus
O rastro de luz
Pinga as estrelas

E refazem o caminho
Por força do amor
Esquece o ouro querida
Não é seu abrigo

Abriga-te sobre as contundentes folhas
Que trazem
O segredo
Das gerações

Leva contigo querida
Aquele que te pede
A mão

Não esnobe os corações!

RASTRO DOS PIRILAMPOS

Quando as mãos se conectam
Tu se esqueces
De olhar para o ouro
Não é tão importante

O seu sorriso
Segue o rastro
Dos pirilampos
Na floresta encantada

Tu já nem se lembras
Dos dias de dor
Ó, querida
Tu descobriste que já tens amor

Na senda da vida
Aquela que é colorida
Faz-se da junção das mãos
E não da separação dos corações

Aceita querida
A mão
Daqueles
Que têm vida

E corre pelos bosques de luz!

SIMPLICIDADE

A casa era simples
Mas tu querias
Permanecer
Procurando o ouro fora

Precisa entender
Que não é possível
Se aquecer
Com o que está vazio

Não enche de lágrimas
O pote de ouro
Antes
Enche de fagulhas de luz o pote de barro

Quando ele
Estiver cheio
Irá ver
O movimento do universo

Que é inverso
Aos seus desejos
O cosmos dança
Onde sua luz alcança

A tigela de barro
É rara
E mantém as fagulhas
Flutuando!

ACALENTO

Olho para o céu
Vejo as lágrimas das estrelas
São gotas de luz
A inundar a terra

São lágrimas de alegria
Por saber
Que chegou o dia
Do acalento

A gratidão jorra
Do topo do cosmos
Através das estrelas cadentes
Trazendo as sementes

Que ao chão vão chegar
E a terra abraçar
O cosmos inteiro se prepara
Chegou a hora querida

De tu brilhar
Tu conseguiste
O teu lugar
Junto aos que sabem amar

Tu caminhas, querida
Sob as bênçãos de luz!

NEM UM FILHO AMADO, PERMANECE AO CHÃO

Querida, quando eu te vi caída
Pedi aos anjos
Que fossem
Buscar-te

Cada um deles
Levou uma estrela
Que era
Meu presente para você

Como eu poderia
Deixar
Um filho caído
A padecer

Nas tuas quedas
Em meio às pedras
Eu te recordo
Que filho nenhum

Pelo meu amor
Permanece ao chão!

AS FLORES DA NOVA ESTAÇÃO

Por que tu varres o chão
De terra
Tu tens medo
Das quedas?

Querida, quando for inverno
Não permaneça
Junto às árvores
Caídas

Nem varras o chão
Tu precisas
Se proteger
Se ainda não tem calor no coração

Espera que aqueça
Quando chega
A nova estação
Tu verás, as flores abrirão

Tu então
Deves limpar a chão de terra
Com a enxada
Então sim

Terás renovação!

O CÁLICE

O cálice escorria pela sua garganta
Havia delírio em sua mente
Não procures
No vinho pronto a semente

Se olhar para fora
Quando abrires
A janela
Verás onde brota o parreiral

Lá sim
Tu encontrarás
As sementes
Que se transformarão

Precisa olhar
Além do que está pronto
Procurar na essência
O ponto de partida

Senão tu usa
Apenas teus sentidos
E perde
O sentido

De uma vida inteira!

CAVALGA NA DIREÇÃO DA LUZ

Quando tu cavalgavas
Com aquele
Que é teu abrigo
Tu não tinhas medo

O sorriso no rosto
Andando
No compasso do universo
Traz a certeza do caminho certo

Quando estás no lugar certo
Tu sabes
Que não precisa
Ter medo do destino

Cavalga sempre
Em direção a luz
E não temas
O peso da cruz

Tu sentirás que
As folhas do mar
Deslizam sob seus pés

Fazendo o tripé da ascensão!

A GUIRLANDA

Segurei meu pincel
As tintas esvoaçando pelos anéis
Abri as janelas
Debrucei as tintas no pôr do sol

Tingi a face
Das cores do sol, incandescente
Para que tudo se refaça
Além dos dias de dor

Acordei os pássaros
Aninhados nos galhos
Coloquei a guirlanda
Com as flores que tu me deste

Girei além dos pés
Asas abertas
Tu não estás mais coberta

Flutua no cosmos como uma canção!

ONDE ESTÁ SEU LESTE?

Cada pingo
Uma gota celeste
Diga-me querida
Onde está seu Leste?

Além do seu Leste
Tem a roupa que é celeste
E que
É a única que não te veste

E quando tu não te vestes
Podes ver
A tua cor
Que é o que te reveste

Tua transparência
Não é ausência
O que te define
É a tua essência

Essência luminosa!

PEDRA E FLOR

Poderia chamar
A pedra de flor,
E por acaso
Não teria amor?

Flor segura trator?
Tu andas
Mais devagar
Quando se sustenta na flor?

É a flor forte
Como a pedra
Que sustenta
Tua caminhada?

Sim, claramente
Poderia chamar
Pedra de flor

Porque a flor
Está onde
Tu colocas
Teu amor

E pedra
Está onde
A energia
Segura as tuas quedas

Seja pedra ou flor, todos têm amor
Cada um com sua cor!

AMOR!

Se tu me abraçares
silenciosamente
eu saberei
que não existe ausência

Que a tua frequência
mantém a eloquência
dos dias mais lindos
intermitentes em minha alma

Que se eu tiver calma
Posso tocar sua alma
e transformar em presente
devolvendo-a em diversas formas

Formas que por sua beleza
se transformam
em sutileza
criando forças de gentileza

deslizando a delicadeza

entre a linha e agulha
entre a lua e estrela
entre o mar e o ar
entre a vida e o amor

linha quando passa
costura os corações
e realinha as emoções
trazendo à tona
a verdadeira dimensão

entre lua, estrela e o mar
Do amor!

PEDRINHAS NA PRAIA

Pedrinhas eu juntava na praia
Achando ouro
Carregava a bolsa
Tinha um tesouro

De que me serviria
Aquelas pedras preciosas
Se o meu coração
Ansiava o voo

Incrementar tesouros
Traz fragilidade
Quando só é preciso
Andar com lealdade

A felicidade
Não está
Na condensação
E sim

No giro da ascensão
Pelos pesos
Que suportarão!

Leia também, da autora:

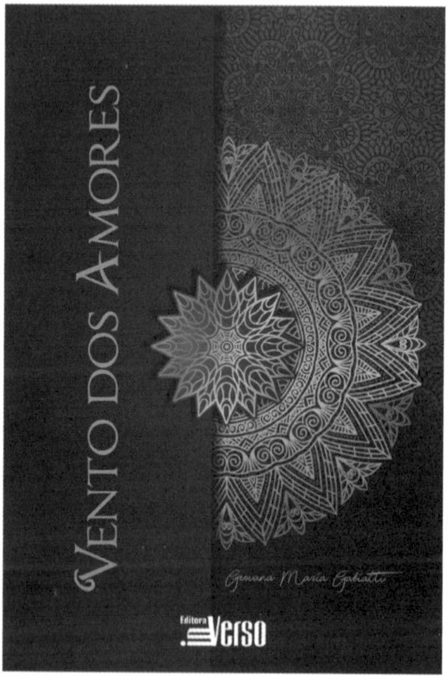

Este livro foi escrito pela força do amor que nos mantêm vivos, pela busca incansável de olhar para dentro e descobrir qual a nossa força, quais são os nossos talentos, quais as descontruçõs que precisavam ser feitas, quanto ainda há que persistirmos quando já não se pode mais.

Ele foi escrito com os olhos da alma e pelas mãos da espiritualidade, condensados acima das cores do arco-íris, deslizando pelo cosmos até chegar a sua a íris.